AF314061

EXAMEN

DE L'APHORISME :

NATURAM MORBORUM OSTENDUNT CURATIONES

PAR

Le Professeur FORGET, de Strasbourg.

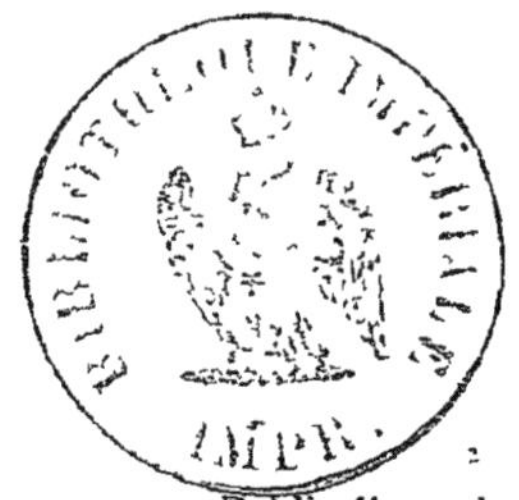

Publications de **L'UNION MÉDICALE**, Année 1853.

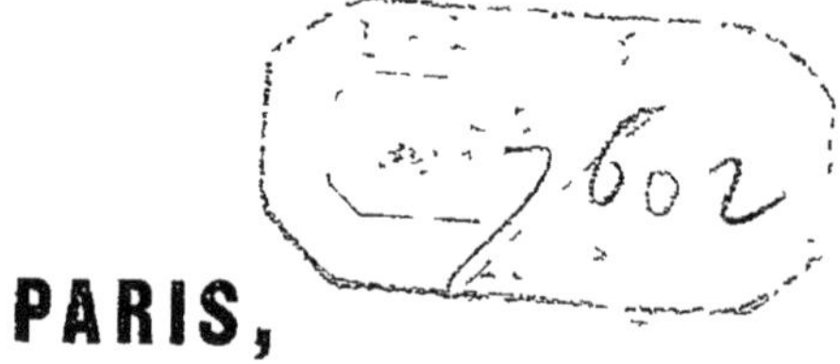

PARIS,

TYPOGRAPHIE FÉLIX MALTESTE ET Cie,

Rue des Deux-Portes-Saint-Sauveur, 22.

1853

EXAMEN

DE L'APHORISME :

NATURAM MORBORUM OSTENDUNT CURATIONES.

Le premier des philosophes, à mon avis, l'illustre Bacon, a rangé les sources des erreurs humaines en quatre catégories, que, dans son langage énergique et figuré, il désigne sous le nom de *fantômes*, distingués comme il suit :

1º Fantômes de race ou de *tribu* : ce sont les erreurs inhérentes à la nature de l'esprit humain, en général, lequel, dit-il, semblable à un miroir faux, défigure toutes les images qu'il réfléchit ;

2º Fantômes de l'antre ou de la *caverne* : ce sont les erreurs intimes, qui dérivent de l'individu lui-même, modifié par son organisation propre, son genre d'éducation, ses préjugés, ses habitudes ; de sorte que chacun voit les objets sous des couleurs spéciales, à travers son prisme individuel ;

3º Fantômes de la *place publique* : ce sont les erreurs vulgaires, qui dérivent des vices du langage, des termes de convention, obscurs, mal définis, en usage parmi les nations ; erreurs de mots qui soulèvent et fomentent parmi les hommes de stériles et innombrales dissensions ;

4° Fantômes de *théâtre* : ce sont les erreurs dogmatiques, sur lesquelles reposent tant de systèmes et de philosophies diverses, créations prétentieuses qui peuplent le domaine des sciences, à peu près comme les personnages fardés d'un drame imaginaire se partagent la scène théâtrale. Or, cela doit s'entendre aussi de cette foule de principes et d'axiomes prétendus, formulés au hasard, acceptés sans examen, et consacrés par l'habitude, protégés qu'ils sont par la paresse et la légèreté du commun des esprits. (*Nov. organ.*, lib. 1.)

C'est une erreur de ce dernier genre, c'est un *fantôme de théâtre*, pour continuer le langage de Bacon, que je me propose d'analyser et d'apprécier aujourd'hui.

On s'est violemment élevé contre les déceptions que récèlent les principes émanés de la statistique médicale, et cela pour glorifier l'aphorisme produit de la simple induction. Comme si l'aphorisme lui-même pouvait exprimer autre chose que la *pluralité* des faits, avec cette différence, que la statistique sait au juste le nombre des faits qu'elle invoque, et que, moins absolue que l'aphorisme, elle place toujours implicitement l'exception à côté de la règle.

Un travail aussi curieux qu'instructif serait celui qui relèverait les aphorismes absurdes et menteurs disséminés dans les œuvres des législateurs de la science, et qui, aujourd'hui même, régissent la pratique en vrais *fantômes de théâtre*.

L'aphorisme est à la science comme le proverbe est à la vie commune. L'aphorisme est la sagesse des savans comme le proverbe est la sagesse des nations. Et de même qu'il est peu

de proverbes qui n'aient leur contre-partie, il est peu d'aphorismes auxquels on ne puisse opposer des aphorismes contraires, chacun invoquant gravement les uns ou les autres,
selon les besoins de la cause actuelle et les intérêts du moment. Je n'en veux pour exemple, unique mais solennel, que
ces deux aphorismes rivaux qui se partagent aujourd'hui l'empire de la thérapeutique :

> « *Contraria contrariis curantur.*
> » *Similia similibus curantur.* »

sentences que nous retrouverons dans le cours de ces études.

Cela dit à l'endroit de l'aphorisme en général, voyons ce
qu'il en est de notre aphorisme en particulier.

Naturam morborum ostendunt curationes, redit-on chaque
jour et partout, sans qu'il vienne à personne l'idée de contester la légitimité de cet axiome sacramentel.

J'avoue d'abord, en toute humilité, ne savoir d'où provient
cet aphorisme dont personne ne se met en peine de rechercher
et de signaler la source et l'auteur. Toujours est-il que je ne
l'ai pas rencontré parmi ceux d'Hippocrate.

Mais, qu'il soit d'Hippocrate ou de Galien, de Fernel ou de
Baglivi, de Sydenham ou de Stoll, il n'en a pas moins la con-
sécration de l'habitude et l'assentiment universel ; c'est à ce
double titre que j'ose le prendre à partie.

Rien n'est plus commun dans le monde, et même dans le
monde des savans, que de se payer de mots et de se piquer
de comprendre tout ce qui a nom dans la langue. Chacun sait
et répète partout que les mots bien définis sont la base, le pivot
de toute philosophie et de toute science bien faite ; chacun
aussi confesse et redit avec Descartes, qu'il ne faut accepter
pour vraies que les choses évidemment démontrées ; nonobs-

tant, l'esprit humain pousse sa pointe sans trop se soucier d'assurer sa marche, et une erreur acceptée d'abord sur la foi d'un grand nom ou de la voix commune, prend racine à l'abri de l'antiquité, sans qu'aucun se mette en devoir d'en rechercher la valeur absolue, tant la nonchalance humaine s'arrange volontiers des opinions toutes faites.

Pour en revenir à notre objet, rien n'est plus séduisant, plus éclatant de vérité, que cette sentence, à savoir : que la nature de l'effet participe nécessairement de la nature de la cause, et, partant, que la nature de la maladie est indiquée par la nature du remède qui la guérit. C'est là un axiome aussi solide en apparence, qu'un théorème de mathématiques, et le fait est qu'il est irréfragable en tant que principe abstrait ; mais, en application, voyons ce qu'il peut valoir :

— Qu'est-ce qu'une *maladie* ?

— Qu'est-ce que la *nature* d'une maladie ?

Et, en outre :

— Qu'est-ce que la nature d'un remède ?

— Par quel mécanisme guérit le remède ?

Autant de problèmes à peu près insolubles dont personne ne paraît soupçonner la profondeur, et que chacun accepte comme résolus.

Ce qui concourt à perpétuer les illusions scientifiques, c'est que les définitions, qu'on prétend donner des termes obscurs, étant souvent constituées elles-mêmes de termes mal définis, le langage tourne sans cesse dans un cercle vicieux, et réalise l'argument probatoire : *obscurum per obscurius ;* c'est ce qui a lieu pour le mot *maladie.*

Pour les uns, la maladie est une *lésion organique* ou matérielle ; mais cette lésion est souvent impossible à constater. Pour les autres, la maladie est une *fonction anormale* indépendante de l'état des organes; mais nous ne pouvons pas plus concevoir de lésion de fonctions sans lésion d'organes, que de fonctions sans organes. Pour ceux-ci, la maladie est un *acte*; pour ceux-là, c'est un *processus*, qu'au moyen d'un gros solécisme on traduit par *évolution*; acte ou évolution qui sont synonymes de mouvement; et l'on se croit bien éclairé lorsqu'on a dit que la *maladie est un mouvement!*

Ceux qui prétendent que la maladie est une *combinaison d'états organiques*, ou, comme nous le disons nous-même, une *association d'élémens*, ne sont guère plus avancés quant à la nature de la maladie, car il reste encore à établir ce que sont ces états organiques ou ces élémens; mais du moins ceux-là se placent-ils à un point de vue plus pratique et moins sujet à illusion; car ils veulent dire par là que la maladie dont ils renoncent volontiers à préciser la nature essentielle, au moins n'est pas un être concret, univoque, immuable; et ce qui frappe surtout en elle, c'est au contraire la complexité, la mobilité, la variabilité de nature ou plutôt de composition élémentaire; et par là même ils sont moins sujets à se laisser décevoir par l'aphorisme en question.

Quant à la nature des élémens eux-mêmes, la raison nous interdit de prétendre à les définir; car cette raison nous dit assez que nous ne pouvons savoir le tout de rien, que nous ne pouvons connaître que des causes secondes, les causes premières étant le secret du Créateur, et qu'arrivé à une certaine profondeur en pathogénie, reste toujours une cause ultime, un *quid ignotum aut divinum* qu'il nous est impossible de saisir, et par conséquent de définir. Exemples : nous savons que l'apoplexie consiste dans un épanchement sanguin du cerveau, mais quelle est la cause de cet épanchement? Vous vous prononcez pour le ramollissement de la pulpe ou pour la friabilité des vaisseaux ; mais quelles sont les causes de ce ramollissement ou de cette friabilité ? — La chlorose est l'effet de la diminution des globules du sang ; mais quelle est la cause formelle de cette diminution des globules ? — La fièvre typhoïde est le produit d'une altération du sang : ceci, d'abord, n'est pas évidemment démontré ; puis, en quoi consiste cette altération du sang ? C'est un miasme, direz-vous ; mais qui de nous sait ce que c'est qu'un miasme ? Et ainsi de suite.

Voilà les deux termes capitaux de notre aphorisme : *Naturam morborum*, réduits à leur signification réelle, c'est-à-dire à la valeur de deux inconnues, ce qui pourrait nous dispenser d'en poursuivre l'analyse. Mais voyons jusqu'où peuvent aller les inconséquences. Les mots *ostendunt curationes*, dans leur naïve simplicité, renferment pourtant de graves et obscurs problèmes. En effet, la curation qui montre la *nature* des maladies, fait supposer implicitement que sa nature à elle est aussi connue, ou même mieux connue que la nature de la maladie, puisqu'elle sert de preuve à celle-ci. Ce qui pourrait nous induire à l'orgueil de croire que nous connaissons exactement : 1º la nature ; 2º le mode d'action intime de nos remèdes.

Or, qu'est-ce que la nature d'un remède ? Le chimiste vous répondra que c'est sa composition moléculaire, intrinsèque. Le chimiste a raison, au point de vue de la chimie. Seulement, il n'oserait toujours affirmer qu'il connaît positivement cette nature intrinsèque ; car les élémens constituans des corps varient journellement de quantité et même de qualité, selon l'évolution ou ce qu'on appelle les progrès de la science ; et il serait bon que les chimistes se missent d'accord non seulement sur la quantité et la qualité, mais encore sur l'existence même de certains élémens actifs des agens thérapeutiques.

Mais l'analyse chimique fût-elle parfaite et invariablement fixée, que le problème thérapeutique resterait à peu près encore tout entier, car un abîme d'obscurités est béant entre le remède et la guérison, entre la nature et le mode d'action des médicamens. Cet abîme, nous cherchons à le combler avec nos effets physiologiques ou primitifs, puis nos effets thérapeutiques ou secondaires; mais nous ne réussissons qu'à le voiler, à nous étourdir et nous abuser sur sa profondeur.

Ubi desinit chimicus (1) *incipit medicus* : La nature du remède, dit à son tour le médecin, c'est son effet primitif ou physiologique. De là, une classification rationnelle des remèdes ou stimulans, débilitans, sédatifs, altérans, etc. Mais voilà que surgissent de petites difficultés : c'est que les stimulans agissent parfois comme débilitans. Ainsi, le vin administré dans une phlegmasie amènera la prostration; les débilitans peuvent agir comme stimulans ou toniques; la saignée, par exemple, qui, dans cette même phlegmasie, détruira la faiblesse indirecte, pour parler le langage de Brown; les stimulans et les débilitans peuvent agir comme sédatifs, etc. Nous avons cherché à remédier à cette confusion en distinguant l'action des remèdes en directe ou indirecte; mais la logomachie n'en existe pas moins dans l'esprit de la plupart des médecins.

Vous voyez, dès à présent, à combien d'erreurs ou de malentendus conduit dès l'abord l'aphorisme : *Naturam morborum ostendunt curationes*, puisqu'il peut faire illusion au point de faire considérer la saignée comme un stimulant, et le vin comme un débilitant, et de faire confondre l'un avec l'autre deux effets diamétralement contraires : l'hypersthénie et l'hyposthénie.

(1) Mot impropre, puisqu'il exprime un adjectif, mais que le lecteur comprendra, il eût fallu dire *chimiæ peritus*. Nous avons sacrifié l'exactitude à l'euphonie.

Nul doute que ce malencontreux aphorisme n'ait suscité le grand schisme qui divise aujourd'hui même le monde médical, et fait surgir en opposition à la doctrine de l'irritation la doctrine du contra-stimulisme qui produit bravement comme hyposthénisans ou débilitans les moyens considérés comme hypersthénisans ou excitans par l'école rivale. De sorte qu'au point de vue tout différent de ces deux systèmes, l'aphorisme en question recevra une interprétation tout opposée, et l'*ostendunt curationes* signifiera pour l'un maladie de nature hyposthénique, tandis que pour l'autre il signifie maladie de nature hypersthénique.

Nous avons cherché à concilier les deux partis, en faisant observer que l'école de l'irritation se pose au point de vue de l'action directe ou primitive des médicamens, tandis que celle des contro-stimulans se maintient au point de vue de l'action indirecte ou secondaire ; mais notre voix est trop faible pour ne pas se perdre, étouffée par le retentissement d'un si grand débat.

Ce n'est pas tout : si l'effet physiologique est si sujet à illusion, à interprétation contradictoire, que sera-ce donc de l'effet thérapeutique ou curatif, bien plus obscur et contestable que l'autre ? Quel est le mode d'action des médicamens, par quel mécanisme s'opère la guérison ? Car, enfin, c'est là le nœud du problème et l'aphorisme *naturam morborum*, etc., restera un leurre, une véritable mystification, tant que nous prétendrons déduire la nature du mal de l'action du remède, sans savoir positivement en quoi consiste cette action.

Ici les contendans se divisent en deux catégories : les uns prétendent que les maladies guérissent, en conséquence des modifications que les remèdes impriment aux organes et aux fonctions ; ils font dériver l'effet thérapeutique de l'effet physiologique.

Les autres pensent que les maladies se dissipent par le fait de l'action directe, immédiate, exercée par le remède sur le principe formel du mal. Ceux-ci distinguent expressément l'effet physiologique de l'effet thérapeutique, et ne tiennent compte que du résultat définitif.

Les premiers s'intitulent rationnalistes, les seconds se proclament empiriques, partisans des spécifiques et des *anti*.

Vous comprenez qu'à des points de vue si différens, l'aphorisme *naturam morborum* recevra une interprétation également différente : les premiers ne verront, dans la maladie, qu'un acte physiologique exagéré, diminué ou perverti ; les seconds voudront y voir un élément nouveau, un principe morbide, un vice, un virus étrangers à l'organisme.

Bref, quel que soit l'aspect sous lequel on envisage ce malheureux aphorisme, on n'y trouve que motif à d'innombrables litiges, à d'éternelles dissensions : dans l'antique mythologie, la discorde était fille de la nuit.

L'empire que cet aphorisme a conservé sur les esprits est d'autant plus surprenant, qu'il reçoit, pour ainsi dire, des démentis en tous lieux et à tout instant. Partout et toujours, en effet, on voit les mêmes maladies guérir par des remèdes différens et souvent de *nature* opposée, selon l'aspect, les degrés, les périodes, les complications et les idiosyncrasies ; partout et toujours on voit un même remède guérir une foule de maladies de *nature* très diverse. Serait-ce que la nature, c'est-à-dire l'essence radicale d'une maladie ou d'un remède pourrait ainsi varier à l'infini ? Cette absurde interprétation serait la condamnation formelle de l'aphorisme lui-même, chacun étant en droit de déduire la nature du mal des effets résultant de ses remèdes favoris, de ses procédés personnels. Déduction que ne manquent pas de faire les prôneurs de remèdes exclusifs, et nous voyons aujourd'hui même, et sur le même terrain, de graves observateurs soutenir que la fièvre typhoïde, par exemple, est une inflammation, une intoxication miasmatique ou une affection bilieuse, selon la préférence que l'un accorde aux saignées, l'autre au quinquina, un troisième aux purgatifs, etc.

D'où vient donc la fortune de cet aphorisme ? Elle tient à plusieurs causes, dont quelques-unes ont été déjà signalées : ainsi cette facilité à se payer de mots vides de sens, et cette inertie intellectuelle qui nous fait accepter certains principes sans que nous veuillons nous donner la peine de les contrôler ou même d'y réfléchir. Puis cet aphorisme est une excellente machine de guerre : jeté dans la discussion, il apparaît comme un argument sans réplique, car d'abord, il est logiquement inattaquable et n'est vulnérable que par une analyse philologique et philosophique où l'on ne songe pas à s'engager, ou par les faits que l'on ne pense pas à lui opposer. Rien pourtant ne serait plus facile, car à ceux qui, par exemple, nieraient la nature inflammatoire du rhumatisme articulaire ou de l'entérite folliculeuse, parce qu'on peut les guérir autrement et mieux que par les saignées, il suffirait de demander s'ils nient la nature inflammatoire de l'ophthalmie, de l'angine, de la pneumonie, de la colite, de l'urétrite, parce qu'on les guérit très bien par le nitrate d'argent, l'alun, le tartre stibié, l'opium et les résineux.

Jusqu'ici nous avons supposé, assez ingénuement, que toute guérison est le produit de la médication mise en usage. Mais il faut bien convenir qu'il n'en est pas ainsi, et que la maladie guérit, assez souvent, indépendamment ou en dépit des médicamens employés. Ceci n'est point du scepticisme, c'est l'expression d'une des lois naturelles les plus manifestes, car la

Providence n'a_pu mettre la conservation de l'espèce et de l'individu à la merci des aberrations de l'esprit humain. Eh bien! lorsqu'un médicastre a contrarié, torturé la nature, lorsque le malade a survécu malgré toutes les agressions dirigées contre sa vie, lorsqu'il vient à réchapper à travers tous les accidens, toutes les péripéties créées par l'inintelligence et les préjugés de l'artiste, celui-ci n'en triomphe pas moins, et s'en va proclamant le *Naturam morborum ostendunt curationes.* C'est ce que répètent les systématiques de toutes les écoles, car tous les systèmes revendiquent des succès en leur faveur. Or, on conviendra que la vérité ne peut pas être partout, et que nous sommes souvent déçus par les fausses apparences que suscite la nature médicatrice.

Vous voyez combien cet aphorisme est mensonger d'abord, puis dangereux en application, et, enfin, détestable dans ses résultats moraux, car il fausse le jugement et fomente une foule d'erreurs théoriques et pratiques. Il constitue la plus ferme colonne de l'empirisme, et le plus puissant des leviers pour soulever la révolte universelle contre l'autorité du génie et l'empire de la raison ; car il justifie toutes les énormités par la brutalité des résultats. Une maladie guérit par ou malgré le remède contre-indiqué par sa nature supposée ; sans analyser le fait actuel, sans lui comparer les faits analogues ayant eu d'autres issues, on s'insurge contre le principe rationnel, car, dit-on, *naturam morborum ostendunt curationes* ! et la plèbe d'applaudir à la force invincible de l'argument, d'admirer la hardiesse et la nouveauté des aperçus, et de crier haro ! sur le principe vaincu, surtout si ce principe est incarné dans une personnalité glorieuse et révérée. Car la foule est avide de changement, et, particulièrement flattée des humiliations infligées à ceux dont la supériorité l'humilie, et dont le triomplie l'offusque ; et si quelqu'un des siens paraît avoir une fois raison contre le génie, elle se sent relevée à ses propres yeux, et prodigue à son heureux champion son appui comme ses sympathies. Ma plume abonderait en preuves empruntées au temps actuel, n'était notre éloignement pour les personnalités. Qu'il me suffise de rappeler, en somme, les iniquités et les infimes persécutions qui n'ont fait défaut à aucun de nos grands hommes, anciens et modernes.

A notre aphorisme viennent souvent en aide quelques autres sophismes non moins séduisans et non moins heureux : tel est celui qui consiste à présenter les faits comme des preuves absolues : *C'est un fait, — nous le prouvons par les faits. — Nous avons pour nous l'observation, — l'expérience, — la méthode expérimentale*, etc., redit-on de toutes parts ! Or, nous venons de voir combien les faits sont vulnérables ; pas un homme sensé n'ignore aujourd'hui combien les faits sont souvent controuvés, adultérés, comme ils prennent facilement la couleur des opinions, des préjugés individuels, et combien il est vrai de dire, après Hippocrate et Baglivi : *sic valent oculi sic et homo* : tant vaut l'homme, tant vaut l'observation.

Un autre paradoxe fort accrédité est celui qui prétend que *cent faits négatifs ne peuvent détruire un fait positif*. Et, d'abord, c'est un puéril jeu de mots, une pure logomachie ; car une négation est un fait tout aussi positif qu'une affirmation ; en outre, le sophisme est flagrant, et pourtant tous s'y laissent prendre : comment ! un fait se produira cent fois et un autre fait une seule fois, et vous osez prétendre que celui-ci détruit les autres ? Ne voyez-vous pas que s'il y a chance d'erreur, ce doit-être du côté de l'unité, laquelle est probablement une exception, une anomalie, c'est-à-dire un fait dont quelque circonstance vous échappe ? Ignorez-vous donc combien sont obscurs et complexes les problèmes qui se rattachent à la vie? Et qui peut se flatter de posséder tous les élémens d'un fait médical! Renversez donc la proposition et vous serez dans le vrai; car s'il est une preuve en médecine, c'est surtout celle tirée du grand nombre.

Cependant l'aphorisme que nous combattons est fondé en raisonnement, avons-nous dit; car, lorsqu'un remède guérit, c'est que, nécessairement et d'une manière quelconque, il est en relation de nature avec la maladie. Pourquoi donc les faits ne confirment-ils pas la logique? C'est que, probablement, nous interprétons mal ces faits, et ce vice d'interprétation découle forcément des erreurs contenues dans nos prémisses, c'est-à-dire de l'idée fausse que nous nous faisons, et de la maladie que nous nous obstinons à considérer comme un être concret, invariable, et de l'action des médicamens que nous rapportons invariablement à la loi des contraires : *contraria contrariis curantur*; donc toute affection guérie par les stimulans sera de nature asthénique, *et vice versâ*.

Voyons donc si, en interprétant autrement la maladie et l'action des remèdes, nous ne pourrions pas ramener un peu d'accord entre l'observation et le raisonnement et, sinon réhabiliter notre aphorisme, au moins trouver la raison de son insuffisance.

Si, par exemple, au mot *morborum* nous pouvions substituer une expression qui traduisît plus fidèlement l'idée complexe et versatile de maladie, soit le mot *elementorum*, il me semble que le problème commencerait à s'éclaircir. Car, dès l'abord, nous arriverons à comprendre : 1º Comment une même maladie peut guérir par des remèdes différens; 2º comment diverses maladies peuvent guérir par le même remède. En effet : 1º les élémens constitutifs de la maladie pouvant être

combinés de diverses manières, il en résulte que divers traite-
mens peuvent lui être appliqués, et les faits prouvent qu'en
attaquant une maladie par l'un ou l'autre de ses élémens, c'est-
à-dire par des moyens très différens quelquefois, on arrive
souvent à détruire le mal tout entier; 2º un même élément
pouvant entrer comme principe constituant dans plusieurs
maladies, il en résulte que le même traitement leur est appli-
cable, et les faits prouvent qu'en attaquant plusieurs affections
par l'élément qui leur est commun, c'est-à-dire par le même
remède, on arrive souvent à conjurer toutes ces maladies.
Donnons quelques exemples justificatifs de ces théorèmes.

Le rhumatisme articulaire dont on veut faire une maladie
spécifique, invariable, est, néanmoins, constitué manifeste-
ment par plusieurs élémens qui sont *l'inflammation*, qui résulte
elle-même des élémens *rougeur, tumeur, chaleur* et *douleur*,
avec *fièvre, hyperfibrination* du sang, etc. Auxquels même nous
ajouterons, si vous le voulez, les élémens étiologiques *suppression de la sueur, vice rhumatismal,* etc., eh bien! et ceci ressort de l'observation journalière, le rhumatisme peut être
guéri par une foule de moyens divers qu'il est permis de considérer comme s'adressant à ces divers élémens : la saignée,
les délayans, la diète, s'adressent à la fois à l'inflammation, à
la fièvre, à l'hyperfibrination du sang; l'opium, l'aconit, la
quinine elle-même, paraissent agir spécialement sur l'élément
douleur; le nitrate de potasse, les lotions froides, semblent
dirigées plus spécialement contre la chaleur. La position dé-
clive, la compression s'adressent évidemment à la congestion
ou à la tumeur. Toute la série des révulsifs internes et exter-
nes, purgatifs, vésicatoires, etc., agissent indirectement sur
l'inflammation, en la déplaçant; les sudorifiques, la poudre
de Dower, les ammoniacaux, ont pour but d'obvier à l'élément

suppression de la sueur, le colchique passe pour agir sur l'élément spécifique ou le vice rhumatismal, etc. On pourra contester le mode d'action que nous attribuons à ces divers moyens; mais on conviendra que cette interprétation est la seule qui satisfasse l'esprit et qui puisse justifier la multiplicité des médications anti-rhumatismales.

Une semblable analyse pourrait être appliquée à toutes les autres maladies, notamment à la fièvre typhoïde, cette pomme de discorde que la doctrine des élémens peut seule faire disparaître en la partageant entre les doctrines belligérantes.

Voilà pour les maladies du même nom que peuvent guérir des remèdes différens; voyons maintenant ce qui arrive pour les maladies variées qui peuvent guérir par un seul remède.

Il est une foule d'affections où dominent comme élémens communs, la douleur et le spasme; eh bien! il est un médicament merveilleusement adapté à ces deux élémens, surtout au premier, c'est l'opium. Il en résulte que l'opium est en puissance de guérir une foule d'affections nerveuses : céphalalgie, délire, gastralgie, entéralgie, tétanos, chorée, névralgies et névroses de toutes sortes. Voilà son domaine spécial; mais, en outre, nous verrons l'opium faire merveille dans quantités d'affections réputées inflammatoires : ophthalmie, bronchite, péritonite, méningite, etc., et même dans certaines affections réputées spécifiques : dyssenterie, rhumatisme, colique saturnine, etc. Veuillez me dire si de pareils faits peuvent être interprétés autrement que par la doctrine des élémens?

Certes! cela ne veut pas dire qu'une maladie quelconque soit attaquable indifféremment par tous ses élémens, et qu'un même remède doive guérir toutes les maladies où se rencontre l'élément corrélatif. Il restera toujours à déterminer le

côté ou l'élément par lequel il sera le plus avantageux d'abor-
der une maladie donnée, à rechercher l'élément dominateur de
ses congénères, et à se conformer à cette belle maxime de
Gaubius : « N'opposez pas des remèdes à tous les symptômes,
» mais bien aux symptômes urgens dont l'amendement fera
» cesser les autres. » C'est là précisément ce qui constitue le
tact médical et le praticien habile. Loin de pousser à l'empirisme, notre but, au contraire, est de glorifier la science en
interprétant ses procédés.

Le mal que vous avez guéri par tel moyen, aurait peut-être
guéri tout aussi bien par tel autre moyen ; de même que l'agent
qui vous réussit aujourd'hui, pourra très bien échouer demain,
dans des cas semblables en apparence. Or, comment se fait-il
que divers moyens puissent réussir dans le même cas ? C'est
que, probablement, les élémens s'y trouvent dans un rapport
tel qu'il soit indifférent de s'attaquer à l'un ou à l'autre. Ceci
n'est point une subtilité : il est une foule de cas où le praticien demeure incertain sur le choix des moyens qui, tous,
offrent les mêmes chances ; et il est démontré que tous, alors,
peuvent arriver et arrivent au même but. Comment se fait-il
maintenant que telle affection guérit aujourd'hui par un moyen
auquel elle s'est précédemment montrée rebelle, et récipro-
quement ? C'est que les élémens ont varié dans leurs rapports,
leur nombre, leur combinaison, etc. Cette variation n'est pas
toujours appréciable, il est vrai ; alors nous invoquons l'idio-
syncrasie, la constitution médicale, mots vides de sens précis,
et qui sont l'expression de notre ignorance. C'est ce qui fait
que notre science est toujours plus ou moins conjecturale, que
la pratique se compose trop souvent de tâtonnemens plus ou
moins habiles, et qu'enfin l'art de guérir n'est autre chose que
l'art de déduire des probabilités.

Le grand problème thérapeutique peut donc être formulé dans cet axiome : « Attaquer la maladie par celui ou ceux de » ses élémens qui présentent le plus de chances de succès. »

Le choix est parfois difficile et hasardeux, car il peut arriver qu'en attaquant certains élémens vous courriez le risque d'en exaspérer quelques autres ou même d'aggraver l'ensemble de la maladie ; aussi devons-nous formuler l'axiome suivant en regard du précédent : « Attaquer les élémens morbides par des » moyens qui ne soient pas de nature à exaspérer les élémens » conjoints. » Ce qui revient au précepte : *Primò non nocere.*

Nous venons de voir comment doit être rectifiée l'idée de la maladie dans le but de justifier notre aphorisme : il s'agit de substituer l'idée d'élémens à celle de maladie. Quant à la façon d'interpréter le mode d'action des médicamens, il sera plus difficile de trouver un tempérament, car nous nous rencontrons en face d'une incompatibilité flagrante. On juge de la nature des maladies, avons-nous dit, conformément à l'apho-risme *Contraria contrariis curantur*, et pourtant l'aphorisme rival *Similia similibus curantur* a pris droit de possession dans la pratique, et, partant, dans la science. Hippocrate, Fernel et autres l'avaient intronisé bien longtemps avant Hanemann (1); vainement la doctrine dite physiologique a voulu le renverser, elle-même y sacrifie dans une foule de cas, ne serait-ce qu'en appliquant le principe de la révulsion. Cet aphorisme est la pierre angulaire du contrà-stimulisme et de l'homœopathie, laquelle eût trouvé moins d'opposition si elle n'eût voulu se singulariser en exaltant ses doses infinitésimales.

En fait, l'aphorisme *Naturam morborum ostendunt curationes*

(1) « Vomitus vomitu curatur. » (Hippocrate, *Aphor.*)
— « Morbus omnis contrariis profligandus... arbritantur plerique morbos quos-dam remediis depelli *similibus.* » (Fernel, *Thérap.*)

n'a plus de signification, du moment où la maladie peut être conjurée par les semblables aussi bien que par les contraires.... à moins qu'on ne parvienne à s'entendre sur les cas où une maladie sortant de la voie commune rentre sous l'empire du principe nouveau. Or, nous sommes loin encore d'avoir atteint ce beau idéal de la paix universelle, et les princes de la science, ainsi qu'on les appelle, contestent encore chaque jour la nature phlegmasique d'une maladie, du moment où l'on peut la conjurer par les stimulans, où même du moment où elle se montre réfractaire à la méthode antiphlogistique. Antiphlogistique! autre mot malheureux d'où surgit la non moins malheureuse idée que toute inflammation doit guérir par cette méthode, et que cette méthode seule peut guérir l'inflammation! Étrange préoccupation qui fascine les yeux de l'esprit, au point de lui faire oublier les faits d'observation les plus vulgaires!

Ne sont-ce pas des faits vulgaires, en effet, que ceux sur lesquels reposent des méthodes acceptées et appliquées par tous les praticiens : telles sont la dérivation, la révulsion, la perturbation, la substitution, lesquelles ne sont autre chose que l'application de l'aphorisme *Simila similibus*, c'est-à-dire de la stimulation opposée à la stimulation, soit qu'on l'exerce plus ou moins loin du mal dans le but de le déplacer, soit qu'on la porte au sein même de la maladie dans le but de la dénaturer.

Eh bien! le nouveau point de vue du traitement par les semblables est moins hostile au rationalisme qu'on ne pourrait le croire et qu'on ne le prétend chaque jour. Ce jeu de *quitte ou double* ainsi qu'on l'appelle, comporte encore certaines règles qui atténuent singulièrement ses dangers, entre les mains des praticiens non dépourvus de prudence et de lumières;

et ces règles émanent encore de la doctrine des élémens. La première de ces règles, ou plutôt celle qui les résume toutes, se trouve exactement formulée dans l'aphorisme hippocratique : « *De duobus doloribus simul abortis, non in eodem loco, vehementior obscurat alterum.* » Telle est en effet la loi capitale de la substitution : c'est que la stimulation curative l'emporte sur la stimulation morbide, sous peine de tourner au profit de celle-ci. Tel est le principe qui régit l'application des grands vésicatoires dans le traitement de la pleurésie, de l'arthrite, de la sciatique, etc. ; des cautères multiples et profonds dans le traitement de la tuberculisation, de la paralysie, de la carie vertébrale, etc. Seulement Hippocrate ne fait allusion qu'à la stimulation dérivative et révulsive, tandis qu'aujourd'hui nous appliquons le même principe à la stimulation appliquée *in eodem loco,* c'est-à-dire à ce que nous appelons la méthode perturbatrice ou substitutive proprement dite. Ici encore, il faut que la stimulation accidentelle soit assez puissante pour dominer la stimulation morbide ou spontanée, pour la *troubler,* pour se *substituer* à elle et dénaturer ainsi la lésion primitive.

C'est ce que nous faisons quand nous appliquons un vésicatoire sur un érysipèle ; c'est ce qu'A. Paré fit pour la pauvre femme qui portait une dartre hideuse au visage. C'est peut-être ce que nous faisons lorsque nous administrons le tartre stibié dans la pneumonie, les mercuriaux dans une foule d'affections franches ou réputées spécifiques, etc.

La substitution ne serait-elle pas tout le secret des contrà-stimulans, des hyposthénisans, voire même de l'homœopathie ?...

On voit qu'il s'agit encore ici d'une appréciation d'élémens ; mais il en est d'autres que le degré de stimulation lui-même à prendre en considération. Tels sont les élémens réaction fébrile, force et tempérament du sujet, période ou acuité de la maladie, choix de l'agent substitutif, etc.

Eh bien! alors qu'une maladie existant avec les conditions que nous avons posées, c'est-à-dire comportant rationnellement l'emploi des substitutifs, aura cédé à l'empire des stimulans, aurez-vous le droit de nier sa nature inflammatoire et d'invoquer le *naturam morborum ostendunt curationes*?

Il ressort de tout cela 1º que le résultat du traitement laisse intact le problème de la pathogénie ou de la nature morbide; 2º que la nature supposée du mal n'implique pas de nécessité tel ou tel traitement; 3º que ces prémisses constituent de simples présomptions, des indices *à priori*, et nullement des preuves absolues.

Ainsi, lorsqu'un auteur a démontré, par exemple, que l'état typhoïde a souvent pour *substratum*, pour support une entérite folliculeuse, cela ne prouve pas que la saignée soit le seul remède ni même le meilleur des remèdes contre l'état typhoïde, ainsi que peuvent le supposer des hommes superficiels, ou ces critiques évaporés qui jugent l'œuvre sur le titre, et qui, du nom de la maladie, déduisent la pratique de l'auteur. Quel est pourtant le praticien un peu rassis, qui, par instinct, ne tienne compte, au moins par exception, de la prédominance que peuvent affecter certains élémens, surtout dans l'affection typhoïde, si variable dans ses manifestations, selon les formes, les degrés, les périodes, les complications, etc.

Que si, laissant de côté l'aphorisme menteur que nous combattons, on voulait bien s'entendre sur la constitution élémentaire ou la complexité des maladies, m'est avis que nous pourrions espérer voir se calmer cette ardeur belligérante qui anime les partis, et de leur faire accepter cette sentence de

Leibnitz, à savoir que « toute école renferme une part de vérité. »

Que Broussais, par exemple, ait exagéré le rôle de l'inflammation, cela ne peut lui ravir complètement l'honneur d'avoir fait ressortir la réalité de cet élément dans une foule de cas où elle était méconnue; de ce qu'il a fait abus de la gastrite, il est absurde de conclure que la gastrite n'existe pas; de ce qu'on a démontré que les saignées ne sont pas l'unique ou même le meilleur moyen de résoudre certaines inflammations, cela ne prouve nullement que l'inflammation et l'irritation qui en est le principe soient des élémens imaginaires, et qu'elles doivent être rayées de la pathologie.

Tout hostiles et diamétralement opposés que paraissent être les deux aphorismes *contraria contrariis* et *similia similibus curantur*, il n'en est pas moins vrai qu'ils ne s'excluent nullement, et trouvent tous deux leur application, chacun à son heure.

Je m'abuse peut-être, mais il me semble qu'un tel moyen de conciliation faciliterait singulièrement les relations de la théorie et de la pratique. Cette doctrine des élémens m'apparaît ainsi comme devant réhabiliter notre science à laquelle certains pessimistes refusent même ce nom, désespérant de pouvoir jamais la concilier avec l'expérience; comme certains misanthropes nient la Providence comme incompatible avec les imperfections et les misères de l'humanité.

Quoi qu'il en soit de ces rêves d'avenir qu'à personne de nous, sans doute, il n'est donné de voir se réaliser, il me suffit, pour aujourd'hui, d'avoir démasqué aux yeux de votre esprit un de ces insidieux préjugés qui, sous la forme de principes rigoureux, perpétuent les obscurités et les erreurs de la science. Indépendamment de ce que la vérité est toujours bonne à connaître, nous y aurons gagné des allures plus libres; car, désormais, nous ne serons plus dominés dans la déduction de nos procédés curatifs par la tyrannie des systèmes pathogéniques : nous accueillerons ces derniers lorsque leur légitimité nous sera démontrée, comme des présomptions et des raisons d'agir, mais non plus comme des guides inflexibles. Souvenez-vous bien, et c'est là mon dernier mot, qu'il n'y a que des faits rationnels dans l'ordre de la nature, et qu'il n'y a que les esprits étroits qui mettent en opposition la théorie et la pratique, lesquelles se supposent mutuellement et s'impliquent nécessairement.

FIN.

Paris. —Typographie Félix Malteste et Cᵉ, rue des Deux-Portes-St-Sauveur, 22.